I0040606

REMEDES
CONTRE
LA PESTE.

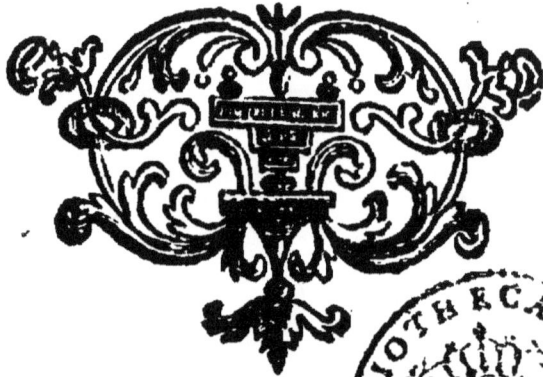

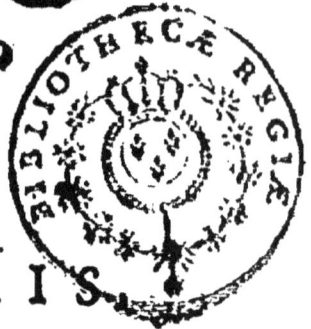

A PARIS,

Chez PIERRE-AUG. LE MERCIER,
rue S. Jacques, à S. Ambroise.

M. DCC XXI.

Avec Approbation & Privilege du Roy.

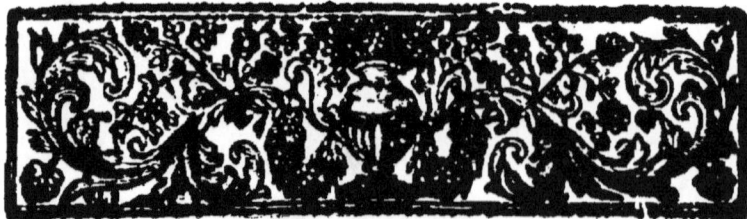

A MONSIEUR
MONSIEUR
DODART,
CONSEILLER D'ETAT
ORDINAIRE,
PREMIER MEDECIN
DE SA MAJESTE',

Sur-Intendant des Eaux Minerales
de France.

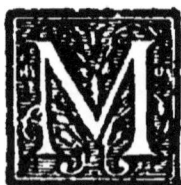ONSIEUR,

Quelque peu d'étendue
que j'aye crû devoir don-

EPITRE.

ner à ce Recueil de Remedes, j'ay neanmoins jugé ne pouvoir me dispenser de vous l'offrir. L'importance de la Maladie qui en est l'objet, m'y a determiné. Vous y êtes trop sensible, MONSIEUR, pour me laisser lieu de croire que vous puissiez refuser ce Tribut, quoique leger. Car y a-t-il personne qui puisse ignorer l'extrême interest que vous y fait prendre votre devouement pour le bien public? Non content d'y veiller, en donnant toutes

EPITRE.

vos attentions à la conser-
vation de la Personne sa-
crée de SA MAJESTE',
Vous vous faites un de-
voir de les étendre juf-
ques fur fes Peuples. A
ce motif, affez preffant de
luy-même, permettez-moy
de joindre celuy de l'Ap-
probation, dont vous avez
bien voulu honorer ce pe-
tit Traité, lorfque vous
avez eu la bonté d'en prendre lecture : Et peut-être
ne defapprouverez-vous
point la liberté que je
prens, de vous le prefenter.
J'ofe du moins m'en flater,

EPITRE.

& j'ay l'honneur d'être avec un tres-profond respect,

MONSIEUR,

Votre tres-humble & tres-
obéïssant serviteur,

A. HELVETIUS, D. E. M.

REMEDES

CONTRE

LA PESTE.

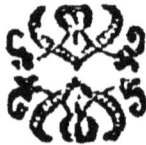

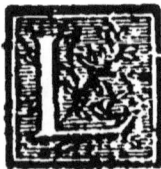

LORSQUE la Peste
commença l'an paf-
fé, de fe faire fen-
tir à Marfeille, Mon-
feigneur le Chancelier,
animé d'un zele ardent

A

pour le foulagement des Peuples, me fit l'honneur de me demander fi je n'avois point fait d'obfervations particulieres fur cette Maladie. Je luy répondis, que je ne m'étois jamais trouvé dans le cas de la traiter : non plus que les autres Medecins qui éxercent actuellement en France ; mais que fi j'avois une Relation éxacte des accidents de la Pefte de Marfeille, je pourrois y appliquer les Remedes employez par feu mon Pere.

Que je les propoſerois avec d'autant plus de confiance, qu'ils étoient fondez ſur des experiences réïterées ; puiſque mon Pere qui avoit l'honneur d'eſtre Premier Medecin des Etats Generaux, ayant vû de ſon temps la Hollande affligée deux fois de la Peſte, s'étoit appliqué avec beaucoup de ſuccès, à la gueriſon de ceux qui en furent attaquez.

Depuis ce temps, Monſeigneur le Chancelier me

donna ordre d'éxaminer
la Relation abregée, que
M^{rs} les Medecins de Marfeille ont fait imprimer.
Je l'ay lûë avec atten-
tion, & l'ay trouvée
tres-éxacte.

Ces Messieurs se ren-
ferment uniquement à
donner des éclaircisse-
mens sur la nature du
mal prefent, & fur le
plus ou moins de réussite
des Remedes, dont ils se
font fervis.

Ils diftribuent en cinq
Claffes principales, les
differentes efpeces de ce

Mal terrible, qu'ils ont euës à traiter.

Quoiqu'ils ayent employé les Remedes, qui ſont generalement reconnus pour les plus efficaces, ils ont éprouvé qu'ils devenoient ſouvent inutiles : ce qui les a obligez de les changer, & de les diverſifier, dans les differens cas qu'ils rapportent.

Au reſte, ils ne ſont point entrez dans le détail de la cauſe de la Peſte ni dans la diſcuſſion de ſes differens ſymptômes,

A iij

qu'ils se sont contentez
d'expoſer tels qu'ils leur
ont paru. C'eſt ce que le
poids de leurs occupa-
tions, & le nombre in-
fini de Malades qu'ils
avoient à traiter, n'ont
pû leur permettre. Il
étoit queſtion d'agir plu-
toſt que d'écrire.

Les Auteurs les plus ha-
biles, qui ont traité de la
Peſte, avouent tous qu'elle ne peut être éxacte-
ment définie; mais ils con-
viennent qu'elle dépend
ordinairement de la coa-
gulation du ſang, & de

toutes les humeurs qui le
composent. Ce qui se dé-
couvre non seulement
par le grand abattement
où tombent tout à coup
les Malades, mais enco-
re par les Tumeurs, soit
Bubons, soit Charbons,
qui viennent aux Aines,
aux Aisselles & ailleurs.
Ces accidents, ainsi que
les Foiblesses, les Palpi-
tations de Cœur, les
Douleurs de Tête, As-
soupissements, Convul-
sions, &c. caracterisent
cette maladie dès les premiers jours.

A iiij

Ils ne peuvent provenir que de l'alteration du Sang ; dont l'épaissiffement le fait féjourner, foit dans les Poulmons, foit dans le Cerveau, foit en d'autres parties.

Suivant cette Theorie generale, il eft aifé de voir que la principale vûe qu'on doit fe propofer pour combattre cette Maladie, eft de rendre plus fluides dès le commencement, & le Sang, & toutes les Liqueurs. De maniere qu'elles puiffent circuler librement dans les parties, ſans s'y arrêter; & que les differentes ſecretions ſe puiſſent faire plus facilement. C'eſt ce qui ne ſe peut procurer que par le ſecours des Saignées, Vomitifs, Purgatifs, Cordiaux, Sudorifiques, Boiſſons, &c. employez à propos.

Cependant la malignité, le progrès trop rapide, & la bizarerie de la Maladie preſente, ont rendu ſouvent inefficaces ces Remedes que M[rs] les Medecins ont mis en uſa-

ge. Il ne fera donc pas
inutile d'en propofer
d'autres de chaque ef-
pece ; & c'eft à quoy je
me renferme. Je fouhaite
que leurs effets puiffent
être auffi heureux en
France, qu'ils l'ont été
autrefois en Hollande.

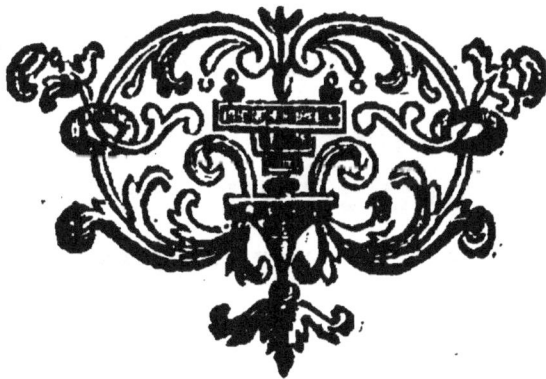

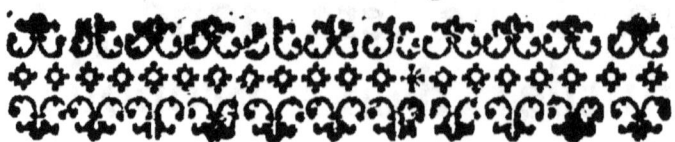

CORDIAL

ALEXITERE.

ENTRE les Remedes de cette eſpece, celui que je propoſe, peut être appellé *Teinture d'Or.* Sa préparation, & les ingrediens dont il eſt compoſé, feront juger aiſément, qu'il ne peut être que tresconvenable dans les Peſtes les plus violentes & les plus déclarées. Son uſage, auquel on doit avoir recours d'abord, n'empêche point qu'en même temps (mais

Teinture d'Or.

dans les diſtances convena-
bles) on ne faſſe vomir , ou
purger, ou ſuer , ou ſaigner
le Malade : ſi les indications
y déterminent indiſpenſa-
blement ; Ce qu'on eſt obligé de faire avec d'autant
plus de promptitude, que
cette Maladie donne rare-
ment au Medecin le loiſir
de la combattre.

La Teinture d'Or eſt
tres-efficace , non ſeulement pour ouvrir le tiſſu
trop ſerré du ſang, & pour
pouſſer le venin au dehors
par la tranſpiration, & par
les ſueurs ; mais encore
pour ranimer les forces du
Malade, pour le ſoutenir &

le fortifier pendant ſa Maladie, & pendant l'operation des Remedes évacuans qui pourroient l'abattre. Elle augmente la chaleur naturelle, & convient dans l'extrémité même de ces Maladies.

Lorſque les Malades attaquez de Peſte, à qui l'on veut faire prendre ce Remede, ſont tellement accablez, qu'ils ſont hors d'état de pouvoir ſupporter la ſaignée ou les autres ſecours indiquez; on leur en donne d'abord huit gouttes, mêlées dans ſix cueillerées d'eau de Scorſonnaire, ou de Chardon - Benit ſucrée

Vſage de la Teinture d'Or,

& chaude. En cas de chaleur exceſſive, & de ſeichereſſe, ou d'hemorragie (ſignes des plus dangereux dans la Peſte) on mêlera chaque priſe , dans huit ou dix cueillerées de bon bouillon chaud. On réïtere ces gouttes de deux heures en deux heures, jour & nuit, juſqu'à ce que le Malade ſoit revenu de ſon extrême abattement. Alors on ne luy en fera plus prendre que de trois heures en trois heures, ou de quatre heures en quatre heures. Si l'on eſt aſſez heureux pour tirer le Malade du premier danger , on conti-

nuera l'uſage du Remede
nuit & jour, de ſix heures
en ſix heures; juſqu'à ce
qu'il ſoit entierement gué-
ri. Dans les intervalles, on
placera les autres Remedes
indiquez. Une précaution
tres-eſſentielle, à l'égard des
enfans, eſt de diminuer les
doſes ſelon l'âge.

Preparation de la Tein-
ture d'Or.

Prenez le poids d'une
demie once d'Or en cor-
net, tel qu'on le trouve
chez les Eſſayeurs à la Mon-
noye. Faites-le diſſoudre à
l'ordinaire dans huit ou dix

Maniere de preparer la Teinture d'Or.

onces d'Eau Regale, &
plus, & dans un Matras de
Verre double contenant
chopine. Vous l'exposerez
au Bain de Sable, & vous
l'y laisserez jusqu'à ce que
l'Or soit entierement dis-
sout. Otez-le du feu ; &
versez par dessus douze onces d'Huile de Camphre.
En agitant le tout un mo-
ment, vous verrez distinc-
tement que cette Huile en-
levera l'Or de son corrosif,
aussi vîte que l'Aimant at-
tire le Fer. Separez cette
Huile par l'Entonnoir de
verre, dont vous bouche-
rez le dessous avec le doigt.
Quand vous l'aurez rem-
pli,

pli, attendez quelques mi-
nuttes, que l'huile furnâge
au deſſus de l'Eau Regale.
Alors vous dérangerez un
peu votre doigt, pour donner paſſage à l'Eau Rega-
le. Quand l'Huile ſe pre-
ſentera, vous boucherez
l'entonnoir avec le doigt,
& vous laiſſerez couler
l'Huile dans un autre Ma-
tras, contenant environ
trois pintes. Verſez ſur les
douze onces d'Huile d'Or,
trente onces d'Eſprit de
Vin rectifié, qui diſſoudra
cette Huile dans le mo-
ment. Enſuite verſez en-
core ſur cette Teinture,
trente-ſix onces d'Eſprit de

Vin rectifié, dans lequel vous aurez mêlé deux onces d'Huile de Gerofle ; en agitant le Matras avec les deux mains pendant un quart d'heure. Bouchez bien le Matras avec une veſſie mouillée en double, & le mettez au Bain Marie, pendant trois fois vingt-quatre heures, à une digeſtion douce & lente. Vous aurez alors une Teinture d'Or parfaite ; vous la filtre-rez par le papier gris, & la garderez dans des bouteil-les de verre bien bouchées, pour vous en ſervir au beſoin.

Le mélange ſeul de l'Eſ-

prit de Vin fuffit pour ache-
ver de dulcifier l'Efprit de
Nitre, qui aura penetré le
Camphre.

Maniere de préparer l'Huile de Camphre.

Prenez deux livres d'Ef-
prit de Nitre, bien déphleg-
mé. Mettez-les dans un
Matras de verre double,
qui tienne environ deux
pintes, dont le col ne foit
point trop long, mais rai-
fonnablement large. Ajoû-
tez-y deux livres de Cam-
phre concaffé menu, &
bouchez le Matras legere-
ment. Mettez-le au Bain

Marie à une chaleur fort douce : enforte que vous puiſſiez y tenir aifément la main. Laiſſez l'y juſqu'à ce qu'il foit réduit en Huile : ce qui fe fait pour l'ordinaire, dans l'efpace de douze ou quinze heures, plus ou moins. Quand vous verrez le Camphre entierement diſſout, feparez l'Huile d'avec l'Efprit de Nitre par un entonnoir de verre : de la même maniere que vous aurez feparé l'Huile d'Or d'avec l'Eau Regale. Gardez cette Huile dans une bouteille de verre, bien bouchée avec du liege, qui aura bouilli dans la cire,

& ajoûtez-y par deſſus un parchemin amolli dans l'huile d'olive.

Si l'on pouvoit recouvrer de l'Huile de Camphre naturelle, telle qu'elle vient des Indes, il faudroit s'en ſervir préferablement à celle qui vient d'être décrite.

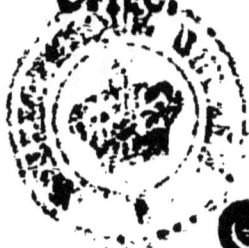

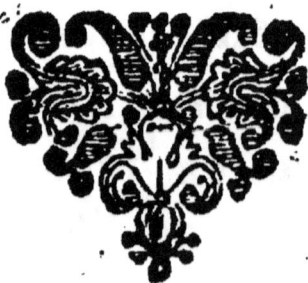

ESSENCE

EMETIQUE.

MEssieurs les Mede-
cins de Marseille
n'ont pas crû devoir conti-
nuer à mettre en usage aucun Emetique Antimonial:
quoique ce soit un des plus
grands secours que l'on
puisse procurer, dans les
premieres attaques de la
Peste. L'extrême abatte-
ment où les Malades tom-
boient, après en avoir usé,
les a obligez d'abandonner
ce Remede, & de recourir
à l'usage de l'Hypecacuana.
. On sçait que c'est un

vomitif tres-propre à faire
vuider les humeurs crûes
& glaireuses qui se trou-
vent dans les premieres
voyes, & qui peut être
tres-utile dans la Peste,
lorsque la Dysenterie ou
le Cours de Ventre vien-
nent à s'y joindre; Mais il
n'est pas toujours sûr, qu'il
puisse faire sortir par luy-
même les humeurs crûes
& malignes, qui ont été
portées dans la masse du
sang, & qui y sont trop in-
timement unies.

Pour éviter les effets trop
violents des Emetiques an-
timoniaux, & l'action trop
foible de l'Hypecacuana,

Effets de l'Hypeca-cuana dans la Peste.

Essence Emétique tres efficace dans la Peste.

mon Pere ordonnoit l'Es-
sence Emetique suivante.
Sa composition prouve as-
sez qu'elle doit être préfe-
rable à toute autre, en ce
qu'elle a la proprieté de sé-
parer du sang, & de faire
vuider les humeurs mali-
gnes, qui causent & aug-
mentent la Maladie. Ce
Remede empêche que les
matieres crûes, aigres &
glaireuses des premieres
voyes ne passent dans le
sang. Il agit avec plus de
douceur qu'aucun autre E-
metique : ce qui fait que
son operation n'est jamais
suivie d'un extrême abat-
tement. Il purge non seu-
lement

lement par haut, mais encore par bas, ſans effaroucher les humeurs, & ſans cauſer de Superpurgation, de Crampes, d'Irritation, & ſans laiſſer de mauvaiſes impreſſions.

Compoſition de l'Eſſence Emetique.

Prenez une once de verre d'Antimoine, deux onces de Tartre de Montpellier, d'Ambre gris, & de Myrrhe en larmes choiſie de chacun demi-gros; Reduiſez le tout en poudre ſubtile : Mettez-la dans un Matras qui contienne environ chopine; Verſez par-

deſſus ſix onces de bon Eſprit de Souphre, ou de Vitriol ; Fermez le Matras, &
le faites digerer au bain de
Sable , pendant trois fois
vingt-quatre heures; Laiſſez
le refroidir ; filtrez la liqueur, & la gardez dans une
bouteille de verre.

La doſe ordinaire eſt de
quinze ou vingt gouttes,
pour les gens de tempera-
ment robuſte ; on la diminuera, & on l'augmentera
à proportion de l'âge, de
la force & de la foibleſſe
du Malade.

Pour donner ce remede
avec plus de juſteſſe, on
doit peſer les goutes, avec

des balances & des poids de
cuivre, ou avec de gros
grains de bled, ou d'orge;
dont chacun fait la peſan-
teur d'une goutte.

Cette Eſſence doit eſtre *Uſage de l'Eſſence E- meriique.*
donnée pour l'ordinaire le
matin, à une ou deux heu-
res de diſtance des alimens,
mêlée dans trois cueillerées
de vin d'Eſpagne, ou autre
bon vin. A chaque fois que
le Malade vomira, il avalera un verre d'eau tiede, pour
delayer les Humeurs, pour
faciliter l'Evacuation, &
pour éviter les efforts. Mais
ſi une demie heure après
avoir pris le Remede, il ne
ſe ſentoit que peu de diſpo-

fition à vomir, il fe cha-
touillera de tems en tems
le gozier avec le doigt, ou
avec la barbe d'une plume
fine, trempée dans l'huile
d'Olive, pour exciter le vo-
miffement. Si dans l'operation du Remede, le Mala-
de fe trouvoit foible, on
lui donnera quatre ou cinq
gouttes de la Teinture d'Or,
dans trois ou quatre cueillerées de vin chaud fucré.
A la fin de l'operation du
Remede, il pourra dormir,
& non auparavant. Trois
heures après avoir pris le
Remede, il prendra un
Bouillon; le refte de la journée il obfervera un regi-

me de vivre convenable à l'Etat de la Maladie.

Si l'effet du Remede passe uniquement par en haut, & si le ventre ne s'ouvre point, huit heures après avoir pris l'Essence Emetique, on fera prendre au Malade les Pillules purgatives Antipestilentielles. Que si sa foiblesse ne permet point de faire succeder, en si peu de tems, les Purgatifs au vomitif, on y suppléera par un Lavement carminatif & purgatif, composé avec une Decoction de feüilles de Rhuë, d'Absinthe, de Melilot, & de Camomille, la Graine d'A-

nis & de Cumin battues.
On delayera dans une cho-
pine de cette Decoction,
ou autre convenable, une
once de Catholicon dou-
ble, & deux onces de Man-
ne graffe.

On peut réïterer l'Effen-
ce Emetique, au bout d'une
ou deux heures, en cas que
la premiere Prife n'eût point
produit affez d'effet. Suppo-
fé même que la deuxiéme
Prife n'ait point encore ope-
ré affez abondamment, &
qu'on trouve alors encore
affez de force au Malade,
on pourra lui en donner une
troifiéme Prife. Ce Reme-
de doit eftre réïteré plu-

fieurs jours de fuite, felon
l'indication, ou en laiffant
quelques jours d'intervalle:
fur tout quand les accidens
de la Maladie diminuent.
Cependant on continuera
l'ufage de la Teinture d'Or
de fix heures en fix heures,
afin que le Malade foutien-
ne mieux l'Operation des
Remedes vomitifs & pur-
gatifs.

Lorfque les Malades pa-
roîtront accablez, & de
maniere néanmoins que les
forces ne foient point dif-
fipées (mais feulement op-
primées) comme il arrivé
fouvent dans le commen-
cement de cette maladie,

on ne laiſſera pas de donner le vomitif ſans délay. Mais pour lors on le mêlera dans la Potion cordiale ſuivante, afin qu'il paſſe plus doucement par en bas.

Potion Cordiale dans la Peſte.

Vſage des Cordiaux dans la Peſte.

Prenez Eau Theriacale ſimple, Eau de Sureau, & de Scabieuſe, de chacune une once; Confection d'Alkermes, un gros; Syrop de Vin Cordial, trois onces; joignez-y vingt ou trente gouttes de l'Eſſence Emetique, & autant de Lilium de Paracelſe. Mêlez le tout éxactement. Le Malade en prendra de demie.heure en demie heure, ou d'heure en heure, une ou deux cueille-rées. Il continuëra jusqu'à la fin de la Potion. Quand elle fera finie, on en compo-fera une autre, de laquelle on retranchera l'Emetique, fi les évacuations ont été fuffifantes. Pour lors on fubftituera en fa place huit ou dix grains de Sel vola-til de Vipere ou de Crapaux.

Syrop de Vin qui entre dans la Potion Cordiale.

Prenez de la Racine de Contraïerva en Poudre deux gros ; un Citron coupé par petits morceaux avec fon écorce. Faites bouil-

lir le tout à petit feu, dans
une pinte de bon Vin rosé,
réduite à chopine ; Otez-le
du feu, & le passez par une
étamine. Ajoûtez à la colature, une livre de beau Su-
cre, & la faites boüillir de-
rechef, jusqu'à consistence
de Syrop, que vous clari-
fierez, & que vous garderez.
dans une bouteille.

Outre le Cordial cy des-
sus, on peut faire prendre
au Malade, de tems en tems
dans la journée, une demie
cueillerée de ce Syrop battu
dans un verre d'eau pure,
pour diversifier sa Boisson ;
& luy tenir lieu de Tisane.
Ce Syrop fortifie & ranime
toûjours les Malades.

PILLULES
PURGATIVES,
ANTIPESTILENTIELLES.

IL a esté observé, dans la Relation de Marseille, qu'en plusieurs circonstances les Purgatifs ordinaires n'avoient point un succès favorable, & produisoient souvent des superpurgations. C'est un inconvenient qu'on ne doit point apprehender, de celuy que mon pere mettoit en usage. En voicy la composition.

Prenez Racines de Contrayerva, de Petasite, de

Compositien des Pillules Purgatives Antipestilentielles.

Carline, de Dictamne,
d'Angelique, de Calamus
& d'Enula Campana, de
chacun demie once ; de Ze-
doar deux gros ; de Feüilles feiches de Scordium, de
petite Centaurée, d'Abfin-
the & de Rhuë, de chacun
demie once : de Chardon
benit fix gros ; & de Ro-
fes rouges une once ; Ré-
duifez en Poudre ce qui
doit l'eftre. Faites infufer
le tout au Bain-Marie, pendant trois jours, dans trois
chopines de bon Vin blanc.
Enfuite faites-le fremir
fur le feu pendant une demie heure. Paffez-le par
une étamine, avec une

forte expreſſion. Ajoûtez à la Colature quatre onces ; d'Aloës, demie once ; de Myrrhe en larmes, que vous reduirez en Poudre ſubtile ; & joignez-y ſix gros d'Extrait de Rhubarbe ; Vous laiſſerez évaporer le tout au Bain-Marie dans un vaiſſeau de terre verniſſé, en remuant avec une ſpatule de bois, juſqu'à conſiſtence de Miel épais ; puis ôtez le du feu ; laiſſez-le refroidir, & y incorporez deux gros de Teinture d'or ; Enſuite formés-en des Pillules du poids de ſix grains, que vous roulerez dans un peu de Re-

gliſſe en Poudre ſubtile ; &
vous les ferez ſeicher à l'ombre.

Uſage des
Pilules
Purgatives
Anti-eſ-
ſentielles.
La doſe de ces Pillules
eſt d'un demi gros, que l'on
diminuë ſelon l'âge. On
prend ce Remede le matin
ou à toute autre heure convenable, & l'on boit im-
mediatement par-deſſus un
verre de Décoction Sudorifique, & un Boüillon deux
ou trois heures après. A
chaque fois que les Pillules opereront raiſonnable-
ment, on prendra un ver-
re de la même Décoction
Sudorifique.

Si les Pillules n'agiſſent
point aſſez, on poura réite-

rer la moitié de la dose huit heures après, & on y ajoûtera deux ou trois grains de Diagrede.

Si dans le cours de la Maladie, il survient quelque Dysenterie, Tenesme ou Cours de ventre, il faut avoir recours à la Racine d'Hypecacuana choisie grise, & bien resineuse. On en donnera le poids d'un demi gros au Malade, délayée dans quatre cuillerées de vin & autant d'eau, ou bien on en formera un bol avec quelques gouttes de Syrop de Capillaire. Le Malade avallera ce bol, envelopé dans du pain à chanter, & boira le mé-

lange d'eau & de vin par
deſſus : ayant ſoin au reſte,
d'obſerver le regime des
Vomitifs. On luy fera prendre auſſi le ſoir un demi
gros de Diaſcordium, dans
lequel on incorporera
quinze grains de la com-
poſition de fiel de Porc. On
réïterera ces Remedes tous
les jours, ou de deux jours
l'un, tant que la Dyſente-
rie, le Teneſme, ou le Cours
de ventre ſubſiſteront.

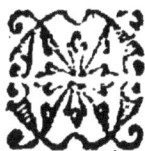

Sudorifique

SUDORIFIQUE
ANTIPESTILENTIEL.

C'Eſt avec raiſon qu'on a toûjours regardé les Sudorifiques, comme les Remedes les plus capables de procurer la gueriſon dans la Peſte : Puiſque leur effet eſt de corriger & d'adoucir les Sels groſſiers & acres, mêlez & répandus dans le ſang, de fondre les Coagulations, & de donner lieu aux Charbons & aux Bubons de s'élever plus promptement.

Fiel de Porc préparé , excellent Sudorifique.

La préparation de Fiel de Porc, dont mon pere a

D

fait la découverte, & que je propose, après de longues experiences qu'il en a faites, doit être regardée comme un des plus souverains Sudorifiques : en ce qu'elle abonde plus qu'aucun autre Remede de cette espece, en sels Alkalis volatils; Elle vuide abondamment par la transpiration & par les sueurs, & contribue toûjours à pousser au dehors le Venin Pestilentiel, & à faire sortir plus promtement les taches pourpreuses & noires, les Bubons, les Charbons, & les Anthrax : dont l'éruption est un des signes les plus favorables qu'on

puisse desirer pour la gueri-
son. Ce Remede, tout sim-
ple qu'il paroist, n'en est
pas moins efficace dans ses
operations. Quand il ne
fait point suer, (ce qui est
très rare) il procure une li-
bre & abondante transpiration, sans trop animer ni
enflammer le sang. Il convient même dans les Vo-
missemens & Cours de ven-
tre qui surviennent dans la
Peste.

Preparation du Fiel de Porc.

Prenez des Vesicules de
Fiel de Porc, en tel nom-
bre que vous voudrez: Ou-

vrez-les pour en faire sortir la liqueur. Vous la mettrez au bain - marie, dans un vaiſſeau de terre verniſſé pour la faire évaporer, juſqu'à la conſiſtence de gomme épaiſſe. Enſuite faites - la ſeicher lentement dans une étuve, juſqu'à ce qu'elle ſoit réduite en maſſe aſſez dure, pour eſtre miſe en Poudre ſubtile, que vous paſſerez par un tamis de ſoye.

Compoſi- tion du Su- dorifique.

Prenez une once de cette Poudre & une once de la Poudre de Theriaque, préparée ſans Opium ; ou de la Poudre de la Comteſſe de Kent, ou de la Poudre de

Vipere ordinaire, ou de celle qui eſt faite avec le foye
& le fiel de Vipere ; laquelle eſt infiniment meilleure ;
Au défaut de ces Remedes,
joignez - y du Diaphore-
tique Mineral recemment
fait, mêlez - les tres-éxacte-
ment, & gardez ce mêlan-
ge dans une bouteille de
verre bien bouchée.

La Doſe eſt depuis dou-
ze juſqu'à quinze ou vingt
grains. On l'incorpore avec
quelques gouttes de Syrop
de Vin Cordial pour en former un bol : Il faudra l'a-
valler, enveloppé dans du
pain à chanter, & prendre
un demi Boüillon immedia-

Uſage de
la prépara-
tion du Fiel
de Porc.

tement par deffus, ou bien
trois onces d'eau de Scor-
fonnaire, de Chardon benit,
ou de Sureau. On peut en-
core faire prendre ce Re-
mede délayé dans les mê-
mes liqueurs; mais alors fon
amertume devient degou-
tante. Enfuite on couvrira
le Malade plus qu'à l'ordinaire; & dès qu'il commencera à fuer, on luy donnera
un demi Boüillon chaud.

Si le Malade ne fuë point
aifément, on luy fera prendre une feconde prife du
Remede de la même ma-
niere, deux ou trois heures
après la premiere. Pour lors
on luy appliquera, en mê-

me tems , sous les aisselles
& aux pieds, des bouteilles
de grais plattes remplies
d'eau chaude , bouchées de
bouchons , & d'un Parche-
min moüillé , & envelopées
de serviettes.

L'on aura soin d'entrete-
nir la sueur & la transpiration , au moins pendant
douze , quinze , vingt , &
vingt quatre heures, & plus
long - temps mesme , si le
Malade se trouve soulagé
par la sueur. Pendant qu'elle durera , on observera de
ne point changer le Mala-
de de chemise : Mais on
aura soin seulement de
tems en tems de luy glisser

*Conduite
& régime
pendant la
sueur.*

des serviettes ouvrées & seiches, aux endroits les plus humides.

Il faudra dans tout ce tems que le malade se tienne tranquillement dans son lit, & ne se remuë que le moins qu'il luy sera possible, de crainte d'interrompre ou de faire cesser la sueur.

Quand il aura sué assez abondamment, & qu'on ne le croira pas en état de pouvoir supporter la sueur plus long-tems, on aura soin de l'essuyer, & de le changer de linge.

Pendant la sueur il prendra des Boüillons de trois heures en trois heures, &

dans

dans les intervalles quelques cueillerées de Gelée de Corne de Cerf. On ajoûtera les Viperes aux bouillons, dans les lieux où l'on en trouvera communément.

Si le Malade a soif, on lui donnera un verre de la Décoction Sudorifique décrite cy-après.

S'il le trouve foible, on luy donnera cinq ou six gouttes de la teinture d'or, dans trois ou quatre cueillerées de Vin, ou dans du bouillon ou dans quelque Eau Cordiale, comme de Scabieuse, de Bourache, de Buglose : observant que la

E

liqueur soit toûjours chaude
& sucrée.

On réïterera ce Sudori-
fique de huit heures en huit
heures, jusqu'à ce qu'on voye
que le venin sorte abondamment: alors il suffira de soûte-
nir le Malade par l'usage de
la teinture d'or , donnée de
quatre heures en quatre heures ; ou de six heures en six
heures, & de la maniere qui
vient d'estre prescrite.

S'il arrivoit que le Malade eût des maux de cœur ,
& qu'il vomit le Sudorifique,
peu de tems après l'avoir
avallé : on sera obligé de
luy en faire prendre une seconde Prise. Pendant que le

Malade usera de la prépa-
ration de Fiel de Porc, il
pourra prendre de tems en
tems dans la journée, un
verre de la Décoction Sudorifique.

Décoction Sudorifique
Alexitere.

Prenez une once d'ex-
cellent Quinquina en Pou-
dre, des Racines de Carline, de Petasite, de chacune
demie once ; Feuilles de
Chardon Benit, & Raclure
de Corne de Cerf, de cha-
cun une once. Faites bouillir le tout dans cinq pintes
d'eau de fontaine, réduites

à quatre pintes. Mêlez - y fur la fin un gros de Safran, deux gros de Fleurs de Soucy, & autant de Reglifle verte ratiflée & battue, & les écorces de trois Citrons coupées par petits morceaux. Quand le tout aura encore fait fept ou huit bouillons, retirez la Tifane du feu ; laiflez-la réfroidir, & la paflez : & ajoûtez à la Colature deux onçes d'eau de Canelle orgée.

Lorfqu'il y aura Hemoragie, on ajoûtera à cette Décoction les trois Citrons, avec leurs écorces ; & l'on retranchera l'Eau de Canelle.

On peut encore employer differentes Tisanes faites avec les racines de Scorsonnaire, de Bardane & de Persil, la graine de Genievre & les Lentilles, & autres Tisanes adoucissantes & Diuretiques.

Je ne puis me dispenser d'ajoûter icy une observation, sur les Narcotiques preparez d'Opium ou de Pavot blanc. Quoiqu'ils soient contraires, par euxmêmes, à la cause generale de la Peste, qui est la coagulation du Sang ; il se peut néanmoins trouver quelques occasions, où l'indication generale de certains

Observation sur l'usage des Narcotiques dans la Peste.

E iij

accidens donneroit lieu de croire qu'ils devroient être employez. C'eſt ce qui pouroit arriver dans le tranſport au cerveau, dans le delire, dans l'Inſomnie, dans les Hemorragies, & dans les agitations excеſſives & continuelles, dans les Coliques, dans les Dyſenteries, Teneſmes & Cours de Ventre. Mais ſi l'on pouvoit alors ſe porter à en uſer, ce ne devroit eſtre qu'avec une extrême prudence, dont il eſt impoſſible de donner des regles certaines. Tout dépendroit alors de l'inſpection d'un habile Medecin, & elle devroit estre d'autant plus exacte & plus scrupuleuse, qu'il est certain que l'effet des Narcotiques est souvent dangereux, par l'évenement & sur tout dans la Peste; à moins qu'on n'en fasse une très-juste application.

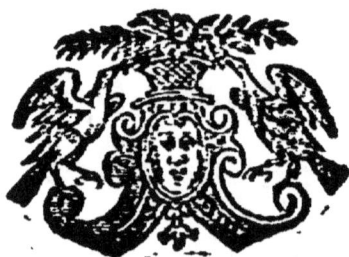

CURATION

DES BUBONS,

CHARBONS, ET ANTHRAX
Peſtilentiels.

JE me ſuis contenté de
propoſer diversRemedes
contre la Peſte, outre ceux
qui ont été employez à
Marſeille ; & j'ay marqué
les raiſons qui m'ont em-
pêché de m'étendre ſur les
cauſes & les ſymptômes qui
caracteriſent cette Mala-
die. J'entreray dans un détail un peu plus circonſtan-
cié ſur les Bubons, Char-
bons,& Anthrax; accidens
dont elle eſt preſque tou-

jours accompagnée. La raiſon qui m'y oblige, eſt qu'il n'eſt pas toujours ſûr qu'on puiſſe trouver dans les Bourgs & Villages, des Chirurgiens auſſi habiles pour les traiter, que dans les grandes Villes. Ce petit Traité ſervira d'inſtruction à ceux qui n'auront pas les notions & l'experience ſuffiſante, & pourra les mettre en état de ſe conduire plus ſûrement dans la curation de ces accidens exterieurs.

On doit preſque toujours les regarder comme des dépôts critiques, qui arrivent en differentes parties du corps: ce qui doit

Idée qu'on doit ſe faire des Charbons, Bubons & Anthrax.

en faire diſtinguer les diverſes eſpeces, dont je trai-
terai ſous leurs Titres differens.

BUBONS.

On appelle Bubons non
ſeulement les tumeurs qui
viennent aux Aiſſelles &
aux Aînes, mais encore
celles qui ſe forment aux
parties voiſines des Oreil-
les, appellées *Parotides*.

Ces tumeurs, conſiderées
par rapport à la difference
des parties intereſſées, ſont
de deux ſortes : les unes at-
taquent les glandes & les autres occupent le corps graiſ-

Deux eſpe-
ces de Bu-
bons.

Symptômes communs aux deux especes.

seux. Les symptômes qui leur sont communs, sont la Douleur, la Tension, la Pulsation, & le volume de la Tumeur.

Dans celles de la premiere espece, où les Glandes sont interessées, le Volume de la Tumeur paroît uniquement borné aux Glandes affectées.

Symptômes differens, qui caracterisent chaque espece de Bubons.

Quant aux Tumeurs de la seconde espece, qui se forment dans le corps graisseux, elles sont d'un volume bien plus considerable, que les premieres. Les unes & les autres sont plus ou moins accompagnées de Tension, de Douleur & de

Pulſation, ſelon le caractere de l'humeur qui les forme.

Une autre difference de ces Tumeurs roule ſur la façon dont elles ſe terminent. En effet, les Bubons des Glandes viennent moins aiſément à ſuppuration, & ſe déterminent plus difficilement par la voye de la reſolution. Leur terminaiſon la plus ordinaire, eſt l'Induration, & quelquefois la Pourriture & la Gangrenne.

Le contraire arrive dans les Tumeurs du corps graiſſeux, qui ſe terminent le plus ſouvent par la ſuppuration, & quelque fois

(quoique rarement) par la réfolution. Elles font moins fujettes à l'Induration & à la Pourriture.

Pour déliberer fur le choix des Remedes exterieurs, propres à la guérifon de ces Tumeurs, le Chirurgien doit être capable de connoître, fi le mal eft dans les Glandes, ou s'il eft dans le Corps graiffeux. S'il eft dans le Corps graiffeux, on fe fervira de Cataplafmes faits avec les Emolliens. On y ajoûtera les Maturatifs, fuppofé qu'il y ait apparence d'une fupuration future ; Et c'eft fur cette apparence, plus ou moins

Remedes propres à la guérifon des Babons.

Cataplafmes emolliens & maturatifs.

évidente , qu'on decidera
de la proportion qu'il y aura à garder dans le mêlan-
ge de ces Medicamens.

Usage dif-
ferent des
Cataplaf-
mes.
Car si la Tumeur est tres-
dure, & la douleur vive, les
Anodins temperez, & les
Emolliens, doivent domi-
ner sur les Maturatifs. On
diminuera cependant la
dose de ces premiers, à
mesure que la Tumeur s'a-
mollira. On les augmente-
ra au contraire, si elle devient plus dure. Quelque
fois même on est obligé de
les appliquer seuls : sans
quoy la Tumeur se termi-
neroit plûtôt par dureté
ou pourriture, que par suppuration.

Mais ſi la dureté & la douleur ſont mediocres, on augmentera les Maturatifs, juſqu'à les appliquer ſeuls.

Cataplaſme Anodin.

Prenez deux poignées de feuilles de Mauve & de Guimauve ; quatre onces de racine d'Althea ; deux gros de graine de Lin. Faites bouillir le tout enſemble dans une ſuffiſante quantité d'Eau, pour en tirer la Pulpe, par le tamis de crin. Ajoûtez-y deux onces de mie de pain, quatre jaunes d'œufs durs, &

faites cuire le tout dans la
decoction des Emolliens
décrits cy-deſſus.

Quand ce Cataplaſme
ſera fait, on y joindra un
gros de Saffran en poudre,
quatre onces d'Huile Ro-
ſat, ou d'Amandes douces;
& quand on en aura fait
uſage pendant deux jours,
on y incorporera les pulpes
d'oignons de Lys, les fleurs
de Sureau & de Camomil-
le, la Gomme Ammoniac
& la Gomme de Galbanum
en   poudre : Lorſqu'on
voudra rendre ce Cataplaſme plus Maturatif, on y
ajoûtera l'Onguent Baſili-
cum, & le Diachilum gom-
mé.   Pour

Pour peu qu'on s'apperçoive que ce Cataplasme agisse trop lentement, on luy fera succeder celui qui suit.

Cataplasme Maturatif.

Prenez Racine de Guimauve deux onces ; Oignons de Lys & Oignons blancs, quatre de chacun. Fleurs de Sureau & de Camomille, de chacun une petite demie poignée; douze Figues grasses; Farine de Fenu-grec, deux onces; & de Theriaque une once & demie. Incorporez le tout dans un Mortier, pour en

F

former un Cataplasme, au-
quel vous ajoûterez l'On-
guent Suppuratif, comme
le Diachilum gommé, &c.
On appliquera le tout sur
la partie, & on le changera
deux fois par jour. Mais si
l'on s'apperçoit que le Cataplasme ne soit point encore assez actif, on luy substituera celui que je vais dé-
crire.

Autre Cataplasme plus
maturatif.

Prenez quatre onces
d'Emplâtre de Diachilum
gommé ; autant de celuy
de mucillage ; Onguent Ba-
silicum, deux onces ; Se-

mence de Moutarde pilée, une once, & autant de Fiente de Pigeon ; le tout mêlé enfemble.

On continuera l'ufage de ces Remedes, jufqu'à ce que la matiere foit formée: ce qu'on connoîtra par l'état de la Tumeur, par la fluctuation qui fe fera fentir en la touchant, par la diminution des pulfations douloureufes, & par celle des accidens ordinaires. Enfuite on ouvrira la Tumeur avec l'inftrument tranchant, & on panfera l'Ulcere avec le Digeftif fuivant.

Ufage ordinaire des différens Cataplafmes.

Ouverture de la Tumeur & panfement de l'Ulcere.

F ij

DIGESTIF.

Prenez deux onces de Suppuratif, deux onces de Baulme d'Arceus, deux onces de Therebentine fine, une once d'Huile d'œufs, & une once d'Huile d'Hypericon : le tout mêlé ensemble. S'il y a disposition à la pourriture, ajoûtez-y l'Onguent de Styrax.

Quand le mal interessera les Glandes, il ne faut pas attendre les marques d'une veritable suppuration, mais il faut accelerer l'ouverture peu de temps après l'usage des Topiques pro-

Occasion où l'on doit accelerer l'ouverture.

pofez. On employera pour cet effet les Pierres à Cauteres, dont on appliquera une *Application des Cauftiques.* longue traînée dans toute l'étendue de la Tumeur, les y laiffant pendant quelques heures plus ou moins, fuivant l'activité du Cauftique, la profondeur, la fituation, le volume des parties, & la conftitution graffe ou maigre des Malades ; L'Efcarre étant faite, *Panfemen aprés l'ef carre faite* on l'incifera, & on l'ouvrira fans aucun delay, pour en faciliter la feparation.

On doit examiner exactement l'état des Glandes tumefiées. Il faudra les met-

tre en fonte par les Tro-
chifques Cauftiques , ou
bien les extirper , fi elles ne
font point trop enfoncées,
fi l'extirpation peut avoir
lieu , & s'il n'y a pas à
craindre une Hemorragie,
qui eft toujours dangereu-
fe, & même mortelle dans
les Bubons peftilentiels.
Quelques Particuliers fub-
ftituent aux Pierres à Cautere ordinaires le Cauftique fuivant.

Cauftique qu'on peut fubftituer à la Pierre à Cautere.

Prenez un gros de
Chaux vive en poudre fub-
tile : reduifez-la en pâte
avec fuffifante quantité de
Savon noir, & un peu de
Theriaque , pour vous en

fervir au lieu de la Pierre à
Cautere ordinaire.

Quand l'Efcarre fera
tombée ; foit que les Glandes affectées fe fondent par
par une fuppuration affez a-
bondante pour faire ceffer
tous les accidents; foit qu'on
ait été obligé de les empor-
ter par l'Inftrument tranchant, ou par la ligature,
on panfera l'Ulcere avec le
Digeftif cy-deffus.

Si les bords de l'Ulcere
avoient quelque difpofi-
tion à devenir calleux, on
prendra garde que les Plumaceaux chargez de Digef-
tifs, ne couvrent les bords
de l'Ulcere. On appli-

quera par deſſus les Plumaceaux mêmes, un Emplâ-
tre d'Onguent de la Mere,
décrit cy-après, en vûe de
ramolir les bords de l'Ulcere, & de hâter la gué-
riſon.

Onguent de la Mere.

Prenez Suif de mouton,
& Cire blanche de chacun
une livre : Coupez-les par
morceaux, & les mettez
dans une Baſſine de cuivre,
ſur un feu moderé, avec
une livre de Beure frais,
autant de ſein doux & deux
livres d'Huile d'Olive. Lorſque la matiere s'élevera en
maniere

maniere de lait. Mêlez - y
une livre de Litarge d'Or
reduite en poudre fubtile.
Remuez le tout fans difcon-
tinuer avec une fpatule
de bois : jufqu'à ce qu'é-
tant fuffifamment cuit, il
ait acquis une legere con-
fiftance. Retirez pour lors
la Baffine de deffus le feu,
& continuez de remuer
l'Onguent, jufqu'à ce qu'il
foit refroidy.

Si les Chairs fe regene-
rent trop vîte, on y paffe-
ra légerement la Pierre in-
fernale pour les confom-
mer, ou l'Alun calciné,
mêlé avec partie égale de
Precipité rouge.

G

On deſſechera enſuite l'Ulcere, avec le Baûme du Commandeur de Perne, ou le Baûme de Souphre Therebentiné, le Pompholix, ou l'Emplâtre de Ceruſe brûlée, ou enfin avec quelque autre Topique deſſicatif.

En cas qu'il ſurvienne pourriture dans le traitement de ces dépôts, il faut ſcarifier & ſe ſervir de l'Onguent de Styrax, employé tant en plumaceaux qu'en emplâtre.

Après la chûte de l'Eſcarre, on conduit l'Ulcere juſqu'à parfaite gueriſon par le Mondificatif d'Ache,

& par les Deſſicatifs, comme nous avons dit cy-devant.

DU CHARBON
ET
DE L'ANTRHAX.

IL n'y a preſque point d'Auteurs qui mettent de la difference entre le Charbon & l'Anthrax, & ces termes ſont ſouvent ſynonimes chez eux. Il ſemble cependant que certaines circonſtances qu'on remarque dans l'un, & qui ne ſe trouvent point dans l'autre, peuvent faire varier leur Cure, & rendre leur

Difference du Charbon & de l'Anthrax.

G ij

Prognoſtic different.

En effet, le Charbon ſe montre le plus ſouvent ſous la forme d'une Puſtule, ou Tumeur jaunâtre , pâle dans ſon milieu, ou tirant ſur le rouge obſcur. Elle devient inſenſiblement noirâtre & cruſtacée, & ſur tout vers les bords ; d'ailleurs elle eſt ſouvent bigarrée de diverſes couleurs; ainſi qu'on ne l'a que trop obſervé dans ces derniers temps, en Provence.

L'Anthrax au contraire eſt une Tumeur, dont le volume eſt preſque toûjours plus conſiderable que celui du Charbon. Sa matiere la

Signes du Charbon.

Signes de l'Anthrax.

plus tenue, & en même tems
la plus corroſive ſe fait jour
au travers de la peau, par
pluſieurs ouvertures, qui
avoient paru d'abord en
forme de veſſies : Tandis
que la portion coagulée &
la plus groſſiere reſtant at-
tachée au fond de la Tu-
meur, ſe fait voir dans ſon
ouverture comme un ulce-
re ſordide.

Cette Eſpece de Tumeur
attaque plus ſouvent les
Parties tendineuſes qu'au-
cune autre ; & de là vient
la violence des douleurs qui
l'accompagnent.

Comme nous ne trai-
tons icy que du Bubon,

du Charbon ou de l'Anthrax
Peſtilentiels, dont les cauſes
ſont les mêmes, nous ne
changerons rien dans le
Prognoſtic, ny dans la
Curation.

Curation du Char- A l'égard du traitement
bon. du Charbon, la Cure en eſt
toûjours fort difficile, malgré les ſoins & les Reme-
des qu'un Chirurgien habile peut employer, pour ter-
miner cette Tumeur par
les voyes de la ſuppuration.
On ne doit pas s'inquieter,
lorſque la Tumeur eſt ac-
compagnée d'inflamma-
tion: Mais on doit eſperer
un heureux ſuccès de l'application du dernier Cata-

plaſme preſcrit pour le Bubon. Au contraire ſi le
Charbon eſt fort dur, &
qu'il y ſurvienne un Cercle
livide autour, c'eſt un mau-
vais ſigne : Et alors le meil-
leur & le plus promt ſe-
cours (particulierement ſi
la dureté & la lividité aug-
mentent) eſt de faire de
profondes ſcarifications &
taillades juſqu'au vif, tant
dans le milieu, que ſur le
bords.

Que ſi l'Eſcarre eſt épaiſſe & calleuſe, on la cer-
nera, en emportant toute
l'épaiſſeur & callofité, autant que la ſituation des
Parties pourra le permettre.

G iiij

·; Oñ appliquera enfuite fur le Charbon fcarifié ou tailladé, un digeftif fait avec la Thériaque, la. Thérebentine, le Baûme d'Arceus, & l'Huile de Thérebentine. Et fuppofé qu'il y eût beaucoup de corruption, on pourra y ajoûter l'onguent de Styrax, ou la Teinture de Myrrhe, & d'Aloës, les Lotions d'Efprit de vin camphré, & le Sel Armoniac, appliquant par deffus les Plumaceaux, le dernier Cataplafme décrit pour le Bubon. Si les chairs deviennent douloureufes, on fubftituera au Digeftif cy-deffus le

Nutritum. Mais ſi l'Eſcarre
n'a point été emportée par
l'inſtrument tranchant, au
lieu du Digeſtif cy deſſus,
on pourra ſe ſervir du ſuivant.

DIGESTIF.

Prenez Miel blanc une
once ; Graiſſe d'Oye ou de
Canard une once ; de Suie
graſſe de cheminée ſix drag-
mes ; de Thérebentine une
once, deux jaunes d'Oeufs ;
de Thériaque trois drag-
mes ; & une ſuffiſante quantité d'Huile de Scorpion.
Incorporez le tout éxactement, & en faites un On-
guent que vous applique-

rez fur la Partie, pour accelerer la chûte de l'Efcarre.

Après qu'elle fera tom-
bée on incarnera, on dé-
tergera & mondifiera l'Ulcere. L'Emplâtre de Mi-
nium, le Pompholix, ou
quelque autre Deflicatif,
achevent pour l'ordinaire la
guerifon.

Curation *e la Gan-* *grenne.* Si tous ces Remedes n'ar-
rêtent point la Gangrenne,
on frottera les environs de
la Partie mortifiée, avec la
Thériaque mêlée avec
l'Huile de Vitriol, ou bien
avec le Beure d'Antimoine.

Si malgré les Remedes
propofez, la Gangrenne

fait encore du progrez, on pourra fe fervir de la Decoction de Chardon fuivante.

Décoction pour la Gangrenne.

Prenez des têtes de Chardon benit Champeſtres, ſeichées à l'ombre, une bonne poignée, que vous couperez par morceaux. Vous les ferez bouillir dans un pot de terre neuf verniſſé, & bié couvert, avec environ trois demi-ſetiers d'eau de riviere ou de fontaine, juſqu'à ce que le Chardon ſoit cuit. Enſuite paſſez la Decoction avec expreſſion Conſervez ce Remede dans un lieu ſec & frais. Il le peut garder deux jours au plus en Eté, & trois ou quatre jours en Hyver, après quoy il perd ſa force.

Les Chardons qu'on cueillera dans le commencement de leur fleur, ſi cela ſe peut, ſeront les meilleurs. Il faut choiſir ce tems pour en faire proviſion.

On ſe ſervira de cette Décoction, en étuvant la Partie auſſi chaudement qu'elle le pourra ſouffrir. On la couvrira de Plumaceaux très-épais, trempez

dans la Liqueur, & de com-
preſſes auſſi trempées pour
conſerver la chaleur : ayant
ſoin de renouveller cet
uſage trois ou quatre fois
par jour, pour faire pene-
trer la Liqueur plus aiſément dans les Parties gan-
grennées.

Si le Remede eſt appli-
qué ſur les Ambulations de
la Gangrenne, il l'arrête
dès le premier jour, & ſe-
pare l'Eſcarre. Lorſqu'il
commencera à tirer du ſang
ou à faire quelque irritation, on aura ſoin d'em-
ployer les mondificatifs ordinaires.

Si la Gangrenne eſt considerable, & si elle paroît menacer la vie du Malade, on luy fera prendre en même tems pendant trois jours le matin à jeun, deux ou trois onces d'Esprit de Vin rectifié, en y ajoûtant une once de Syrop de Vin : Au défaut de l'Esprit de Vin, on luy fera prendre un bon verre de bonne Eau de Vie, trois matinées de suite.

Ce secours, qui contribuera à arrêter la Gangrenne, sans augmenter d'ailleurs aucun accident, sera peut-être critiqué, mais il n'en est pas moins efficace; comme on l'a vû par nombre d'experiences.

Au reſte , il eſt impor-
tant d'obſerver une fois
pour toutes , que dans les
differentes curations des
Bubons, des Charbons &
des Anthrax, on doit in-
dependamment des autres
Remedes qui ont été indi-
quez, placer les Purgatifs ,
ſur la fin des ſuppurations,
ſans negliger d'ailleurs ny
les Boiſſons ny le Regime
convenable.

Purgatiſs
neceſſaires
dans la Cu-
raiſon des
B bons ,
C arbons &
Anthrax.

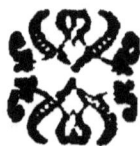

PRECAUTIONS

A OBSERVER

POUR SE GARANTIR

DE LA PESTE,

& en prévenir les retours.

IL ne suffit pas d'avoir indiqué les Remedes dont on peut se servir, pour traiter les Malades attaquez de Peste, il est encore necessaire de marquer la conduite qu'on doit tenir pour s'en préserver. Elle consiste dans un Regime éxact : & sur tout dans la préparation de Mars décrite cy-après.

Avant que de commencer

cer l'ufage de la compo-
fition de Mars, on fe fera
tirer trois palettes de fang
d'un des bras, pour defem-
plir les vaiffeaux, & faciliter
la circulation. On boira un
verre d'eau après la faignée.
Une demie heure, ou une
heure après, on prendra un
bouillon, fait avec le Veau
& les herbes de la faifon.
Si l'on eft de temperament
fanguin, on peut fe faire
faire deux faignées; laiffant
entre elles un ou deux jours
d'intervalle.

La veille & le jour même
de la faignée, on prendra
un lavement d'une décec-
tion émolliente, dans la
H

Remedes
préparanfs.

Saignées

Lavemens.

quelle on delayera une once de Caſſe mondée, ou
une once de Lenitif fin, &
trois onces de miel com-
mun, ou de miel Mercurial,
pour dégager le bas ventre.

Purgation. Deux jours après la ſaignée, on ſe purgera avec
les Pillules purgatives an-
tipeſtilentielles, ſuivant le
Memoire de leur uſage. On
réïterera même la purga-
tion, au bout de quelques
jours, ſi l'on remarque qu'il
y ait une grande abondance
de bile & d'humeurs dans
les premieres voyes; mais
lorſqu'on ſentira des maux
de cœur, on préferera
l'Eſſence émetique, pour

se purger d'abord, & le lendemain on prendra les Pillules Purgatives Anti-pestilentielles. Si elles ne purgent point assez abondamment, pour la premiere fois, on y incorporera dans la suite quatre ou cinq grains de Diagrede, qu'on pourra mesme augmenter jusqu'à dix grains, pour les personnes d'un temperament phlegmatique, fort, & robuste.

On prendra encore, la veille & le lendemain de chaque Medecine, un Lavement tel qu'il est marqué cy-dessus. Le lendemain de la purgation, on entrera

dans l'ufage de la compo-
fition de Mars fuivante.

Prenez deux onces de
faffran de Mars aperitif, préparé à la rofée de May, ou
à fon défaut, autant de Li-
maille d'Aiguilles porphiri-
fée, demie once d'Æthiops
mineral fait par la Tritura-
tion; deux gros de Cinabre
naturel, un gros de Racine
de Calamus aromaticus,
autant de fleurs de Macis,
le tout en poudre fubtile.
Melez-le éxactement, & le
gardez dans une bouteille
de verre.

La dofe de la compofi-
tion de Mars fera de trente
grains, dont on fera une

Opiate, avec une suffisante quantité de Conserve d'Enula Campana liquide, ou de Syrop d'Absinthe.

On l'avalera enveloppée dans du pain à chanter, le matin à jeun, & l'on boira immediatement par dessus, la moitié d'un demi setier, d'une tres-legere Infusion d'Herbes Vulneraires de Suisse assorties; & une demie heure après l'autre moitié du demi setier de la même Infusion. On peut mesme se servir de l'Infusion aux repas, pour boisson ordinaire, en y ajoûtant un peu de Vin: A son défaut, on pourra

Vsage de la Composition de Mars.

boire d'une legere infu-
fion, faite avec les Feuilles de Veronique, ou
de petite Sauge de Pro-
vence. Ces Infufions forti-
fient l'Eftomac, facilitent
la Digeftion, & purifient
la maffe du Sang ; mais
cet ufage ne doit point ex-
clure les Tifannes conve-
nables ; & fur tout celle
d'Enula Campana, dont
on peut boire à fa foif.

Une heure après avoir
pris l'Opiate, on poura dé-
jeuner. Le refte de la journée on obfervera un regi-
me de vivre fobre & éxact.

Exercice
eceffaire
dans l'ufage
du Mars.
On doit faire de l'exer-
cice après avoir pris le Re-

mede, se promenant dans
sa chambre ou à l'air, pendant une demie heure ou
une heure. On peut même,
dans le reste du jour, joüer
au Mail, à la Paulme, à
la Boulle, ou monter à
cheval. Ces exercices con-
tribueront à faire transpirer
& à faire circuler le sang
plus librement.

Il faut aussi se faire froter
tout le corps matin & soir
avec des linges chauds, ou
avec des brosses fines, pour
ouvrir les Pores de la Peau,
en vuë de faciliter la transpiration.

Le lendemain, on aug-
mentera la prise du Reme-

Friction.

*Augmen-
tation de la
premiere do-
se du Mars.*

de de cinq grains; & les jours fuivans de cinq autres grains chaque jour, jufqu'à foixante grains. On continuëra cette dofe trois jours confecutifs. Pour lors on diminuëra de cinq grains chaque jour, jufqu'à ce qu'on foit revenu à la premiere dofe de trente grains.

Diminu-
on de la
fe.

On ufera de ces Remedes pendant les quinze derniers jours de la Lune: ce que l'on pratiquera tous les mois, ou tous les deux mois, auffi long-tems que la Pefte fubfiftera, fans eftre obligé de retourner à la faignée, à chaque reprife qu'on en fera, à moins qu'il n'y eût neceffité.   On

On se purgera encore, au milieu & à la fin de la quin- zaine, avec les Pillules Pur- gatives Antipestilentielles, ausquelles on ajoûtera le Diagrede , comme il est marqué cy-devant, & l'on prendra, la veille & le len- demain, un Lavement com- posé comme dessus.

On aura soin d'entrete- nir la liberté du ventre, par quelque Laxatif , comme les Pillules de Francfort, ou de Rufus, l'Extrait de Rhubarbe, l'Extrait d'Elixir de proprieté de Paracelse, ou autre qu'on prendra le soir en se couchant, une ou deux fois la semaine. La

I

dofe de ces Remedes eſt depuis dix-huit grains juſqu'à un demi gros.

Cette préparation de Mars eſt très-capable d'empêcher la coagulation du ſang, de briſer & d'ouvrir ſon tiſſu trop ſerré, de l'entretenir dans ſa douceur & dans ſa fluidité naturelle, & de prévenir ces differentes ſortes d'alterations. Elle n'eſt pas moins propre pour fortifier & rétablir plus promtement les Convaleſcens : & cela principalement lorſqu'après une attaque de Peſte, ils ſont languiſſans & menacez de Scorbut. Mais dans ces occaſions on en fera pren-

dre une seconde prise quatre heures après avoir dîné.
On pourra goûter une heu-
re après.

Pendant l'usage de ces
Remedes préservatifs , on
doit garder un régime de vivre des plus exacts & des
plus sobres; observant de
ne jamais surcharger son
estomac, de ne rien manger
ger de crud ni d'indigeste,
de ne souper que fort legere-
rement , buvant aux repas
un tiers de vin & deux tiers
d'eau. Pour rendre le vin
plus utile à la santé , on
y pourrra faire infuser à
froid, la Racine d'Enula
Campana, ou un petit pa-

Régime pendant l'u-sage du Mars.

I ij

quet de Thim. On doit auſſi
moderer, autant qu'il eſt
poſſible, les paſſions de
l'Ame, telles que la colere,
la triſteſſe, la crainte, &c.
& s'abſtenir des veilles im-
moderées, & de tous autres
excès.

Entr'autres précautions
qui doivent eſtre obſervées,
pendant les quinze jours
qu'on n'uſera point de la
compoſition de Mars, on
doit prendre tous les matins
à jeun, vingt grains de
Theriaque préparée ſans
Opium; dans laquelle on incorporera cinq ou ſix gouttes de la Teinture d'Or. On
doit toûjours obſerver un

régime de vivre frugal, &
faire quelque éxercice. On
peut vaquer à ſes affaires,
& ſervir même les Peſ-
tiferez, ſi l'on eſt chargé
de ce ſoin, évitant néan-
moins de ne point ſortir à
jeun, de ne point s'expoſer
à leur haleine, & de ne
point avaller ſa propre ſali-
ve. On mâchera de tems en
tems, dans la journée, de la
racine, ou de la graine d'Angelique, ou du petit Carda-
mome, ou quelques grains
de Geniévre.

On peut encore fumer,
matin & ſoir, une ou deux
Pipes de Tabac, ſi l'on eſt
dans l'habitude, ſinon on

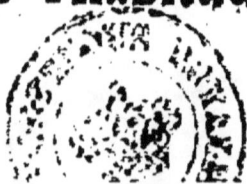

I iij

tâchera de s'y accoûtumer
peu à peu. Pendant la fu-
migation de ces deux Pipes,
on boira une chopine de
Boiſſon qui ſera la plus
en uſage ſur les lieux ; & ſi
l'on ne peut réüſſir à fumer,
on uſera de la Maſtication.
Si l'on ne peut fumer ny
mâcher du Tabac, on aval-
lera aux mêmes heures trois
ou quatre petites Coſtes
d'Ail épluchées : buvant un
grand verre d'eau immediatement par deſſus.

Differents
préſervatifs On doit toûjours porter
ſur ſoy, un Citron piqué
de clouds de Gerofle, ou
un petit ſachet de toile,
remply de parties égales de

noix muſcades, de clouds de Gerofle, de ſemence de Cumin, de Camphre, & de Sel commun, groſſiere-ment concaſſez enſemble.

On fera brûler pluſieurs fois par jour, dans toutes les chambres, & dans tous les autres endroits de la mai-ſon, de la Poudre à Canon pour purifier l'air, & on y mêlera un quart ou la ſixié-me partie de Gomme ani-mée, ou du Styrax, ou d'Aſſa - Fœtida, ou autre Gomme uſitée en ſembla-bles occaſions. Les Maî-tres & les domeſtiques doi-vent ainſi ſe parfumer, tous les matins, lorſqu'ils ſeront habillez.

Il fera tres-utile encore d'entretenir tout le jour, dans les chambres qu'on habitera, du feu dans un Rechauf, fur lequel on tiendra une quantité de fort Vinaigre, où l'on aura jetté de la Mufcade, du cloud de Gerofle concaffez, & quelques écorces d'Oranges ameres, afin que la fumée puiffe s'en répandre inceffamment de tous côtez.

A ces Préfervatifs on en peut joindre beaucoup d'autres qui font connus, & que chacun peut employer felon l'occafion. En voicy un qui eft fort recommandé en Allemagne, & qui ne peut avoir qu'un bon effet.

Huile préservative.

Prenez Huile de Therebentine, Huile d'Aspic, Huile de Petrole, Huile de Genievre blanche, Huile de Gerofle de chacune une once; Huile de Karabé & de Rhuë, de chacun deux gros; Saffran un gros; Teinture d'Ambre gris, & de Benjoin, tirée avec l'Esprit de Vin rectifié, demi once; Mêlez le tout dans une fiole, qui tienne quatre fois autant, & la bouchez avec une Vessie mouillée. Faites-la digerer au Bain-Marie,

pendant trois ou quatre
jours ; enſuite verſez la liqueur par inclination, &
la gardez dans une bouteille bien bouchée.

On doit flairer ſouvent
cette Eſſence pendant le
jour ; & pour cet effet on
en portera ſur ſoy un pe-
tit flacon, ou une petite
boëte de Coco, ou d'Y-
voire troüée, dans laquelle
il y ait une petite éponge
imbibée de cette Eſſence.

Quand on veut la réduire
en conſiſtance de Pomade,
on y met une demie once
d'Huile de Muſcade, & l'on
s'en frotte tous les matins
les Tempes & le deſſous des

Narines, le tour du Nom-
bril, & la plante des pieds.
Il fuffit d'en employer la
groffeur d'une Lentille ou
d'un pois.

Quelques Medecins or-
donnent cette Effence, au
défaut des Cordiaux, &
en font prendre quelques
gouttes dans du Boüillon
chaud, qu'on peut réïterer
felon le befoin.

Maniere de préparer le
Saffran de Mars ape-
ritif, fans fe fervir de la
Rofée de May.

Pour préparer le Saffran
de Mars aperitif, en tout

temps & en toute saison ; on substituera à la Rosée de May, l'Esprit Volatil de Sel Armoniac affoibli, avec moitié d'Eau commune. On en humectera legerement le Mars tous les jours, en le remuant chaque fois avec une Spatule de fer. On continuëra jusqu'à ce qu'il soit réduit en Saffran : ce qui se fait pour l'ordinaire dans l'espace de huit jours ; & cette préparation est une des meilleures.

AVANT QUE DE FINIR, je ne puis me dispen-

ſer de faire encore obſerver,
que ce n'eſt ny le deſir de
rien innover dans la Prati-
que ordinaire, ny le deſſein
de déſaprouver les Reme-
des dont on s'eſt ſervi le
plus communément, qui
m'engagent à propoſer
ceux-cy. L'envie de con-
tribuer, en les indiquant,
au ſoulagement du Public,
eſt le ſeul motif qui m'y
a déterminé.

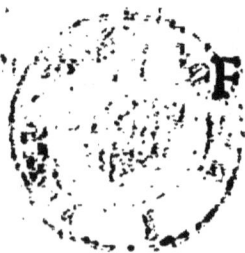

F I N.

APPROBATION

De Monsieur Winslow, Docteur Regent de la Faculté de Medecine, de l'Academie des Sciences.

J'AY lû par ordre de Monseigneur le Chancellier, le *Recueil de Remedes contre la Peste*, composé par M. Helvetius, Conseiller du Roy, Medecin, Inspecteur General des Hôpitaux de Flandres. Non seulement je n'y ay rien trouvé qui puisse en empêcher l'impression ; mais j'estime même qu'elle ne peut estre que très-utile au Public, & à ceux qui sont chargez de soigner & conduire les Malades attaquez de la Peste. Fait à Paris ce 16 Juin 1721.

Signé, WINSLOW,

PRIVILEGE DU ROY.

LOUIS par la grace de Dieu, Roy de France & de Navarre; A nos amez & feaux Conseillers les gens tenans nos Cours de Parlement, Maistres des Requestes ordinaires de notre Hôtel, Grand Conseil, Prevôt de Paris, Baillifs, Seneschaux, leurs Lieutenans Civils & autres nos Justiciers qu'il appartiendra, SALUT. Notre bien amé ADRIEN HELVETIUS, Docteur en Medecine, Inspecteur General des Hôpitaux des Villes frontieres & Places de Guerre au département de Flandres; Nous a fait exposer qu'ayant formé un Recueil de differens *Remedes contre la Peste*, tant de sa composition que de celle du feu Sieur Helvetius son pere, premier Medecin des Etats Generaux, il desireroit faire imprimer ledit Recueil pour le rendre utile au Public, s'il nous plaisoit de le lui permettre par nos Lettres de Privileges sur ce necessaires: A ces causes, & voulant donner audit Sieur HELVETIUS des marques de notre bienveillance & de l'entiere satisfaction que nous avons, des services qu'il rend au public; Nous lui avons permis & accordé, permettons & accordons par ces Presentes, de faire imprimer ledit Recueil de Remedes par tel Imprimeur qu'il voudra choisir, en telle forme, marge, caractere que bon lui semblera; de le faire vendre & debiter par tout notre Royaume pendant le temps de six années consecutives, à compter du jour de la datte desdites Presentes. Faisons défenses à toutes sortes de personnes, de quelque qualité & condition qu'elles soient, d'en introduire d'impression étrangere dans aucun lieu de notre obéïssance; comme aussi à tous Imprimeurs, Libraires & autres, d'imprimer, faire imprimer, vendre, faire vendre, debiter ni contrefaire ledit Livre ci-dessus expliqué, en tout ni en partie, ni d'en faire aucuns extraits sous quelque pretexte que ce soit d'augmentation, correction, changement de titre, ou autrement, sans la permission expresse & par écrit dudit Exposant ou de ceux qui auront droit de lui, à peine de confiscation des Exemplaires contrefaits, de quinze cens livres d'amende contre chacun des contrevenans, dont un tiers à Nous, un tiers à l'Hôtel-Dieu de Paris, l'autre tiers audit Exposant, & de tous dépens, dommages & interests; à la charge que ces Presentes seront enregistrées tout au long sur le Registre de la Communauté des Imprimeurs & Libraires de Paris, & ce dans trois mois de la datte d'icelles; que l'impression dudit Livre sera faite dans notre Royaume & non ailleurs, en bon papier &

beaux caractéres, conformément aux Reglemens de la Librairie ;
& qu'avant que de l'expofer en vente, le manufcrit ou imprimé
qui aura fervi de Copie à l'impreffion dudit Livre, fera remis
dans le même état où l'Approbation y aura été donnée, ès mains
de notre très-cher & feal Chevalier Chancelier de France le fieur
Dagueffeau ; & qu'il en fera enfuite remis deux exemplaires
dans notre Bibliotheque Publique, un dans celle de notre Châ-
teau du Louvre, & un dans celle de notredit très-cher & feal
Chevalier Chancelier de France le Sieur Dagueffeau, le tout à
peine de nullité des Prefentes, du contenu defquelles vous
mandons & enjoignons faire joüir l'Expofant ou fes ayant
caufe pleinement & paifiblement, fant fouffrir qu'il leur foit
fait aucun trouble ou empêchement. Voulons que la copie
defdites Prefentes, qui fera imprimée tout au long au commencement ou à la fin dudit Livre, foit tenuë pour duëment
fignifiée ; & qu'aux copies collationnées par l'un de nos amez &
feaux Confeillers & Secretaires, foy foit ajoûtée comme à l'O-
riginal. Commandons au premier notre Huiffier ou Sergent de
faire pour l'exécution d'icelles tous Actes requis & neceffaires,
fans demander autre permiffion, & nonobftant clameur de Haro,
Charte Normande & Lettres à ce contraires : CAR tel eft notre
plaifir. Donné à Paris le vingtiéme jour du mois de Juin, l'an de
grace, mil fept cens vingt-un, & de notre Regne le huit.ne.
Par le Roy en fon Confeil. C A R T O T.

*Regiftré fur le Regiftre quatriéme de la Communauté
des Imprimeurs & des Libraires de Paris, page 746.
No. 808. conformément aux Réglemens ; & notamment
à l'Arreft du Confeil du 13. Aouft 1703. A Paris le 13
Juin. 1721,*

Signé, D E L A U L N E, Syndic,

www.ingramcontent.com/pod-product-compliance
Lightning Source LLC
Chambersburg PA
CBHW071212200326
41519CB00018B/5489